龙砂医学丛书
医案篇

女医杂言

明·谈允贤 著

汪剑 罗思航 李思佳 校注

中国健康传媒集团
中国医药科技出版社

内 容 提 要

《女医杂言》为中国古代四大女医之一的明代女医谈允贤所撰，成书于明武宗正德五年，采用追忆的形式记录了谈氏三十一则医案。医案中所载患者皆为女性，但本书不仅限于妇科疾病，而是涵盖了内、外、妇、儿四大科的病证。谈允贤以女性特有的细腻笔触，将三十一则医案娓娓道来，这些医案不仅反映了谈氏高超的医学临证水平，也反映了明代社会妇女阶层的生活场景，堪称一幅描绘"明代妇女众生相"的历史画卷。《女医杂言》对继承发扬谈氏中医临证经验，及研究明代社会历史文化背景具有重要的参考价值。

本次整理以万历十三年乙酉（1585 年）锡山纯敬堂《女医杂言》刻本为底本，对原书进行了全面的点校、注释，可供中医从业者及爱好者阅读参考。

图书在版编目（CIP）数据

女医杂言 /（明）谈允贤著；汪剑，罗思航，李思佳校注 . — 北京：中国医药科技出版社，2019.5（2024.10 重印）

（龙砂医学丛书）

ISBN 978-7-5214-0878-2

Ⅰ . ①女… Ⅱ . ①谈… ②汪… ③罗… ④李… Ⅲ . ①中医妇产科学—中国—明代 Ⅳ . ① R271

中国版本图书馆 CIP 数据核字（2019）第 039917 号

美术编辑 陈君杞
版式设计 也 在

出版 **中国健康传媒集团** | 中国医药科技出版社
地址 北京市海淀区文慧园北路甲 22 号
邮编 100082
电话 发行：010 – 62227427 邮购：010 – 62236938
网址 www.cmstp.com
规格 710 × 1000mm $\frac{1}{16}$
印张 4
字数 42 千字
版次 2019 年 5 月第 1 版
印次 2024 年 10 月第 3 次印刷
印刷 三河市万龙印装有限公司
经销 全国各地新华书店
书号 ISBN 978-7-5214-0878-2
定价 **25.00 元**

無錫市龍砂醫學流派研究所創立

中華醫藥 博大精邃
流派紛呈 各具優勢
錫澄毗鄰 鍾靈毓秀
龍砂醫派 杏苑崛起
經方膏方 五運六氣
岐黃萬代 懿歟盛哉

九六叟朱良春謹賀
癸巳秋

国医大师　无锡市龙砂医学流派研究所终身名誉所长　朱良春　题词

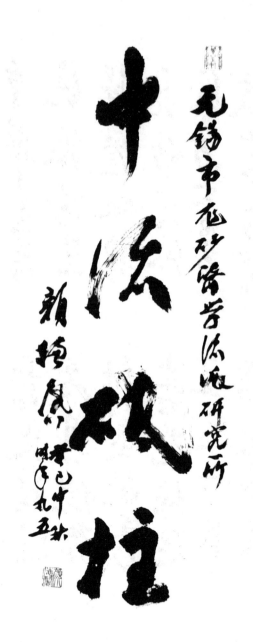

无锡市龙砂医学流派研究所

中流砥柱

国医大师　无锡市龙砂医学流派研究所终身名誉所长　颜德馨　题词

陈　序

在中医药学几千年发展的历史长河中，形成了很多流派，学术上，他们各具特色，我主张对各医学流派应不存偏见，博采众长。近年来，国家中医药管理局对中医学术流派的发展很重视，在2012年确立的首批中医学术流派传承工作室建设项目中就有发源于无锡江阴的龙砂医学。

江苏无锡自古文风昌盛，历代贤达辈出，中医氛围浓厚。基于元代著名学者陆文圭奠定文化基础，经明、清两代医家的积累，在苏南地区形成了这样一个有较大影响的学术流派，姜礼、王旭高、柳宝诒、张聿青、曹颖甫、承淡安等著名医家都是其中的代表性人物。更可喜的是，近十年来，龙砂医学的传承与发展工作做得卓有成效，龙砂医学诊疗方法已被确立为江苏省传统医药类非物质文化遗产代表性项目，在全国的影响力越来越大。

这个流派中的医家有一个很重要的学术特色，就是重视《黄帝内经》五运六气学说的研究与应用。20世纪50年代，我初学中医，听蒲辅周老先生结合临床实际讲解吴鞠通《温病条辨》和王孟英《温热经纬》，他非常细腻地讲解历时久远的"运气学说"，讲述五运主病和六气为病。当时因为我刚从西医转而初学中医，听了并不能很好理解。年岁大了，临床医疗经验多了，现在回想，季节寒暑昼夜等对人体及疾病的影响，体现了"天人相应"的道理。这门学说值得进一步深入研究。

中医药学作为我国优秀传统文化中具有原创性的医学科学，越来越受到世界关注。中医药值得"像宝库金矿一样去挖掘"，并需要结合现代科学技术方法继承和创新。比如，20世纪80年代，我们发现清宫医案中蕴藏着巨大的学术价值，于是我们埋头苦干，查了3万多件档案，在其中发掘了大量有价值的文献，这些理论知识和临床经验对现代中医临床仍有积极影响。

传统中医学是古而不老，旧而常新，永远富有生命力的。继承发展中医药精髓、提高临床疗效，要厚古不薄今，温故且知新。

不同学术流派在中医药大的框架下形成一源多流、百家争鸣、百花齐放、精彩纷呈的学术生态，对于丰富临床诊疗手段、促进中医人才培养，具有重要价值。裘沛然先生曾说过："中医学术流派是医学理论产生的土壤和发展的动力，也是医学理论传播及人才培养的摇篮。"

今有无锡市龙砂医学流派研究所同道，编辑出版《龙砂医学丛书》，致力于将该地域独具特色的龙砂医学流派学术精华与特色技艺进行发掘整理与推广，这是对龙砂医学活态传承的重要举措，更是打造无锡中医文化品牌的标识性工作，是一件十分有意义的事，书稿既成，邀我作序，书此数语，以表祝贺！

中国科学院院士

国医大师

2019 年 1 月 20 日

夏　序

中医学术流派是中医学在长期历史发展过程中形成的具有独特学术思想或学术主张及独到临床诊疗技艺的学术派别。发源于我的家乡江阴华士地区的龙砂医派就是中医学术流派中的翘楚。龙砂医派，自宋末元初，绵延数百年，传承至今，医家众多，医著丰富，学术特色鲜明。

学派中学术是灵魂，中国古人讲，人的一生要立德、立功、立言，学术正是这"三立"的根本，可以说，我一生都是为了中医学术的发展，我把中医学术视作我的生命。

龙砂医学流派的一个重要学术特色就是重视五运六气学说的临床运用。运气学说是中医学比较高层次的理论问题，它是一门气象气候医学，虽然重在预测疾病，但更重要的是应用于临床治疗上所取得的效果，搞清楚了这门学说，我们可以提升中医治病、保健和预防疾病，特别是治未病的水平，有很重要的价值，我希望大家能很好地学习，以使中医发扬光大，更重要的是为全国人民、为世界人民的健康做出更大的贡献。

龙砂医学流派的运气学说，还有其自身特点。首先，掌握和运用该学说的医家形成群体，蔚然成风，卓然成派；另外，他们在深耕理论的同时，尤其注重临床实践，将理论与临床有机结合起来；再有，他们秉承实事求是的学风，灵活运用运气，王旭高先生就说过"执司天以求治，而其失在隘；舍司天以求治，而其失在浮"。所以我在给龙砂医学流派相关活动的题词中就明确提出过"龙砂运气学"这个说法。

锡澄比邻，历史上这一带医家之间相互交流颇多。很多江阴医家到无锡城行医，或者两地医家之间有交叉师承关系。譬如，张聿青的学生有江阴吴文涵；我的启蒙老师夏奕钧先生是著名的朱氏伤寒的代表医家朱莘农的弟子，而朱氏晚年悬壶无锡，并和他的兄长朱少鸿一样对沈金鳌的《沈氏尊生书》多有青睐。我们讲流派，除了学术外，还要流动，也就是有一定的辐射度。

2013年，无锡市龙砂医学流派研究所成立，聘请我担任高级学术顾问，这些年他们在非遗挖掘、学术整理、技艺传承、流派推广等方面做了很多卓有成效的工作，尤其是顾植山教授在全国各地传播龙砂运气学说，黄煌教授致力于经方的教学普及推广与国际传播。

顾植山教授牵头成立了中华中医药学会五运六气研究专家协作组、世界中医药学会联合会五运六气专业委员会，两个学术组织的秘书处都挂靠在研究所，每年开展的学术活动精彩纷呈，还在中国中医药报上开设了"五运六气临床应用"专栏，颇获好评，很多人都慕名找他拜师学艺。前面讲到了龙砂医学流派的非遗特色，现在很多非遗都只能成为历史，而龙砂医学流派实现了活态传承。

为了更好地把龙砂医学第一手文献资料保存下来，这几年，龙砂医学流派研究所克服人手不足等困难，经过广泛调研，基本将历代龙砂医家有价值的著作、医案等梳理清晰，进而编撰了本套《龙砂医学丛书》，这是一件十分有意义的事，也是一项大工程！首批出版的14本古籍，很多与五运六气有关，更有一些抄本、孤本。这些资料的汇集，将便于大家更好地学习、利用古人的经验。书稿完成，邀我作序，我欣然应允，谨书以上，以表祝贺，并向各位读者推荐阅读！

近期他们又积极准备将龙砂医学流派研究所升级为无锡市龙砂医学流派研究院，这对于龙砂医学流派的传承发展具有重要的意义，我建议将来条件成熟还可以申请成立江苏省龙砂医学研究院。我坚信现代龙砂医家一定能在前辈医家的基础上，做得更好、更出色。

桐花万里丹山路，雏凤清于老凤声！

乐为之序！

国医大师

2019 年 1 月 28 日于金陵

前　言

　　无锡古称梁溪、金匮，简称锡；江阴古称暨阳、澄江，简称澄。自宋代凿通锡澄运河后，两地交通便捷，商贾交往频繁，故多锡澄联称。无锡、江阴均是苏南古城，一处太湖之北，一踞长江之南，自古文风昌盛，历代名医辈出。发源于锡澄地区的龙砂医学，肇起于宋元，隆盛于清乾嘉时期，再兴于清末民国至今，为苏南地区中医学的一个重要流派。

　　龙砂之名，缘江阴华士（旧称华墅）地区有白龙山和砂山两座山脉，合称龙砂。唐人杜审言在华士写有《重九日宴江阴》诗："蟋蟀期归晚，茱萸节候新……龙沙（砂）即此地，旧俗坐为邻。"清人王家枚有以龙砂命名的书稿《龙砂志略》《龙砂诗存》。近贤承淡安先生也曾在他的日记中记载："亚非国家会议，下月将开幕。我国代表团已组成，钱惠亦为团员之一，我龙砂之光。"因承淡安和钱惠均为华士人，故称"龙砂之光"。

　　清代乾隆年间华士名医姜大镛辑有《龙砂医案》一书，说明龙砂医学之名，由来已久；光绪初年苏州医家姜成之集有《龙砂八家医案》，可见龙砂医学业已闻名于当时的医学中心苏州。

　　龙砂医学由宋末元初著名学者陆文圭奠定医学文化基础。陆氏精通经史百家及天文、地理、律历、医药、算数等古代科学、医学与人文学，被《元史》定评为学界的"东南宗师"。宋亡以后，陆文圭在江阴城东龙山脚下的华士镇专心致力于包括中医学在内的文化教育事业 50 余年，培养了大批文化及医学人才（仅华士一镇，南宋至清末，能查考到的进士即有 50 人之多），为龙砂文化区的形成发展和龙砂医学的产生起到了重要的奠基作用。

太极河洛思想和五运六气为宋代两大显学，张仲景的伤寒学也于北宋时期成为经典。宋代的这些学术特色经过陆文圭的传承阐扬，深刻影响了龙砂地区的医家，形成龙砂医学流派学术思想的核心。

陆文圭之后，龙砂地区名医辈出，如元代晚期出了名医吕逸人，明代嘉靖年间有名医吕夔与其孙吕应钟、吕应阳"一门三御医"等。至清代形成了以华士为中心和源头并不断向周边扩大，乃至影响全国的龙砂医学流派名医群体。清·嘉庆元年（1796 年）著名学者孔广居在《天叙姜公传》中描述："华墅在邑东五十里，龙、砂两山屏障于后，泰清一水襟带于前，其山川之秀，代产良医，迄今大江南北延医者，都于华墅。"这生动形象地勾勒出了龙砂医学当时的盛况。前面提及的《龙砂八家医案》中就辑录了乾隆、嘉庆年间戚云门、王钟岳、贡一帆、孙御千、戚金泉、叶德培、姜学山、姜恒斋、姜宇瞻九家医案。华士医家群体中，以姜氏世医最为著名。从二世姜礼、三世姜学山、四世姜健到五世姜大镛，一百余年间，"名噪大江南北，数百里间求治者踵相接"。

清代中晚期至民国时期，随着锡澄地区经济文化的繁荣发达，龙砂医学再次崛起，涌现了一大批新的著名医家，其中柳宝诒对近现代龙砂医学的薪火相继作用突出；吴达、张聿青、曹颖甫、薛文元、朱少鸿、承淡安等则进军上海、南京，为江南乃至全国中医的繁荣做出了贡献。

2012 年 3 月，龙砂医学由国家中医药管理局作为试点率先启动中医学术流派传承工作，并于同年 11 月被国家中医药管理局正式确定为全国首批 64 家中医学术流派传承工作室建设项目之一。

中医流派有地域性流派和学术性流派之分。地域性流派主要指地域性医家群体；学术性流派（亦称学派）则应具有独特学术思想或学术主张及独到临床诊疗技艺，有清晰的学术传承脉络和一定的历史影响。龙砂医学流派兼有地域性流派和学术性流派特点。

从地域性流派论，龙砂医学又有狭义与广义之分。狭义是指历史上的华士地区（地域龙砂），广义上则包括无锡、江阴、宜兴等环太湖文化区。如宋代名医许叔微（1079~1154年），晚年隐居无锡太湖之滨的"梅梁小隐"长达十年，在锡澄医界颇有名望，陆文圭曾有诗云："江左知名许叔微，公来示之衡气机。天下呻吟尚未息，公持肘后将安归。"可见陆氏对许氏的推崇。许氏是经方派创始人之一，对伤寒经方的推广应用贡献巨大，近来我们在研究许叔微的多部著作的过程中，更发现了他对《黄帝内经》运气学说的活用。可以认为，许叔微对龙砂医学学术思想的形成有一定影响，所以从地域性流派概念以及龙砂医学学术内涵的角度，本丛书也收录了许叔微的部分著作。

在地域中又包括无锡地区许多医学世家，如"吕氏世医""姜氏世医""朱氏伤寒""黄氏喉科""尤氏喉科""吴氏喉科""章氏外科""邓氏内外科""曹氏儿科"等，他们世代相袭，形成家族链，一脉相承。

从地域流派的角度看，龙砂医学流派具有如下四方面的特色和传统。

第一，重视经典研究与应用。《黄帝内经》五运六气方面，如宋代许叔微，明代徐吾元、吕夔，清代吴达、薛福辰、高思敬对于运气的论述，清代戴思谦、缪问、黄堂对运气思维的应用和发挥，均有特色。《伤寒论》方面，许叔微的《百证歌》《发微论》《九十论》，奠定了其在伤寒学术领域的地位，被后世尊为经方派的代表。沈金鳌的《伤寒论纲目》阐发精当中肯，为锡澄地区医家所推崇。柳宝诒将《伤寒论》六经用于在温病临床上，提出"伏邪温病说"，强调伤寒温病为病不同，而六经之见证相同、用药不同，六经之立法相同。龙砂姜氏、王旭高、曹颖甫、朱少鸿、朱莘农的经方应用，对后世影响深远。尤其以曹颖甫为代表，他在上海期间，"用经方取效者十常八九"（《经方实验录·自序》），他倡导经方，谓"仲师之法，今古咸宜"。宜兴人法文淦对伤寒研究颇深，《光宣宜荆县志》载其治病如神，著有《伤寒详解》，弟子门人得其绪余，时称"法派"。同是宜兴人的余景和得柯韵伯《伤寒论翼》抄本，加注而成《余注伤寒论翼》，书中着重注释六经病解及六经方解，通俗易懂，颇有流传。

第二，重视教学与传承。陆文圭是历史上著名的教育家，影响所及，形成龙砂医家注重传承教学的传统。如江阴柳宝诒从北京回江阴后，广收门徒，弟子逾百，其中金兰升、邓养初、薛文元等均为近世名家；无锡汪艺香门生甚多，锡地中医界有"汪党"之称；无锡张聿青门人也达百人，周小农、邵正蒙、吴文涵等名医均出其门下；江阴朱少鸿、朱莘农兄弟两人培养了许履和、顾履庄、仰汉初、邢鹏江、夏奕钧、曹永康、汪朋梅等一批名医。

从民国到新中国成立初期，龙砂医家在中医教育方面的贡献尤为突出。民国时期曹颖甫、薛文元、郭柏良、章巨膺分别担任上海最主要的三大中医学校——上海中医专门学校、上海中国医学院、上海新中国医学院的教务长和院长，执掌三校的教务工作。薛文元是柳宝诒嫡传弟子，上海市国医公会和全国医药团体总联合会的发起创办人之一，1931 年冬，上海中国医学院创办未久，濒临倒闭，薛文元受上海国医公会委派出任院长，挽狂澜于既倒，励精图治，使中国医学院的办学规模和师资力量等都超过当时其他中医学校，因而有"国医最高学府"之誉。1936 年 9 月薛文元辞职后，江阴籍名医、时任副院长的郭柏良继任院长至 1940 年 1 月。在薛文元、郭柏良任院长期间，中国医学院培养的学生成为著名医家的有朱良春、颜德馨、梁乃津、何志雄、陆芝青、董漱六、江育仁、程士德、蔡小苏、谷振声、庞泮池等。

柳宝诒的再传弟子章巨膺，1933年襄助恽铁樵举办中医函授事务所，主持教务，并主编《铁樵医学月刊》，恽铁樵去世后，乃独任其事；后受聘新中国医学院任教务长，新中国成立后任上海第一中医进修班副主任；1956年与程门雪等受命筹建上海中医学院，任教务长。章巨膺一生从事中医教育事业，主要弟子有何任、王玉润、周仲瑛、钱伯文、凌耀星等。

无锡人时逸人受业于同邑名医汪允恭，1928年在上海创设江左国医讲习所，并受聘于上海中医专门学校、中国医学院等校任教。1929年任山西中医改进研究会常务理事，返沪后与施今墨、张赞臣、俞慎初等创办复兴中医专科学校。抗战胜利后，先后在南京创办首都中医院、中医专修班等，并在江苏省中医进修学校高级师资培训班任教。1955年秋调至中国中医研究院，任西苑医院内科主任。他一生热心中医教育，培养了大批中医人才，弟子众多，桃李盈门。

承淡安于1928年开始在苏州、无锡等地开办针灸教育研究机构，抗战期间到四川仍坚持办学，20年间培养学生逾万，遍布海内外。弟子赵尔康、邱茂良、谢锡亮、陈应龙、曾天治、陆善仲、孔昭遐、留章杰等均为针灸名家。

20世纪50年代，锡澄地区一大批名医参与现代中医高校的创建。承淡安于1954年出任江苏省中医进修学校（南京中医药大学前身）校长，该校师资班为全国各中医院校输送了大批优秀师资，被誉为中医界的"黄埔军校"，单被选派去北京的就有董建华、程莘农、王玉川、王绵之、颜正华、印会河、程士德、刘弼臣、杨甲三、孔光一等，为北京中医学院的创办和发展起到了重要作用。国医大师周仲瑛、张灿玾、班秀文等也都毕业于该校办的师资班。邹云翔、马泽人、许履和、夏桂成、邹燕勤、徐福松等参与了南京中医学院及江苏省中医院的创建。这些锡澄医家的努力，为复兴和发扬中医学做出了积极的贡献。

在传承教学中，龙砂医家重视医案的撰写和整理。宋代许叔微的《伤寒九十论》就是九十个案例。柳宝诒的《柳选四家医案》是课徒的教本，影响极大。柳宝诒医案、王旭高医案、张聿青医案、周小农医案、朱少鸿医案、朱敬鸿医案、邓养初医案、邓星伯医案、许履和外科医案等，都是龙砂医学的精品。今人黄煌编写的《医案助读》是一本医案阅读研究的专著，对现代高等中医教育开展传统医案教学做了有益的探索，传承了龙砂医家的传统。

第三，临床多有独到和创新见解。 如姜氏写《风痨臌膈四大证治》，集四大证治之精粹；柳宝诒以六经辨伏气温病，创助阴托邪法；张聿青于湿温善用流气化湿法，妙用温胆汤；沈金鳌发挥"肾间动气"说，开腹诊之先；高秉钧所著《疡科心得集》，用温病学说解释指导疡科治疗，被尊为中医外科三大派之一"心得派"的开派人物；朱莘农于"夹阴伤寒"心得独到，善用桂枝汤及其加味方，其"脐腹诊"则受沈金鳌启发而又有创新；起源于清乾隆年间的黄氏喉科，善用"吹药"，传承至今已逾十代，2012年被国家中医药管理局确立为首批64家中医学术流派之一，祖传秘方"黄氏响声丸"蜚声海内；无锡杜氏金针、章氏外科、盛巷曹氏儿科，宜兴汤氏肝科，江阴吴氏喉科，都以临床疗效博得民众的好评和爱戴。

第四，办学结社，编辑刊物。 承淡安创办中国最早的针灸学研究社，并扩建为中国针灸讲习所，又创办中国历史上最早的针灸刊物——《针灸杂志》。他开创的针灸函授，先后培养学员3000多人，分校遍及南方各省、香港和东南亚地区，是现代复兴针灸的第一人。为弘扬中医学术，锡澄中医热衷办刊办学。无锡沈奉江于1922年组织无锡中医友谊会，翌年创办《医钟》。张聿青弟子吴玉纯编辑《常熟医药会月刊》，时逸人主编《复兴中医》，朱殿、邹云翔主编《光华医药杂志》，章巨膺主编《铁樵医学月刊》等。此外，丁福保、周小农等还编辑出版了大量中医古籍。

从地域影响来看，龙砂医家与同属于南直隶或江南省的吴门医家、孟河医家乃至新安医家之间关系密切，并多有合作。如民国时期孟河名医丁甘仁在上海创办中医专门学校，特聘龙砂医家曹颖甫为教务长，长期主持该校教务；新中国成立初期承淡安创办南京中医药大学的前身江苏中医进修学校，也多有吴门和孟河医家参与。互相交流渗透方面，如龙砂医家缪问晚年定居苏州传道，叶天士《临证指南医案》由无锡医家华云岫等编辑加按而成，无锡邓星伯在家学基础上复受业于孟河马培之，常熟金兰升则为江阴柳宝诒弟子，马泽人源于孟河而行医于江阴、南京，上海石氏伤科源自无锡，宜兴余景和从学于孟河费兰泉等。一些新安名家也曾行医于龙砂，如孙一奎在宜兴行医并有《宜兴治验》医案传世。

从学术性流派的角度，我们总结提炼了龙砂医学三大主要学术特色。

第一，重视研究和善于运用《黄帝内经》的运气学说。从现有研究成果可知，龙砂医学延绵数百年，医家众多，虽学术风格不尽一致，但对五运六气理论的重视是其鲜明特色，且著述颇多。明代《无锡金匮县志》载徐吾元"论运气颇精博"；戴思谦寓居无锡，得人授以五运六气、十二经络之秘，后栖居小五湖之石塘山，为人治病，沉疴立起；道光《江阴县志》载明代江阴人吕夔著有《运气发挥》。清代缪问注姜健所传《三因司天方》，吴达《医学求是》有"运气应病说"专论，薛福辰著《素问运气图说》，高思敬在《高憩云外科全书十种》中著有《运气指掌》等。龙砂医家尤为重视运气学说在临床的应用，善用"三因司天方"治疗各种内伤外感疾病是龙砂医家的独门绝技，姜氏世医第四代姜健（字体乾）是杰出代表。

有些医家虽无运气专著，但在其他论著中也常可看到运气思想的身影。如柳宝诒据运气原理阐发伏邪理论；曹颖甫在晚年所作《经方实验录》序言中专门讲述了他十六岁时亲见龙砂名医赵云泉用运气理论治愈其父严重腹泻几死的经历，注释《伤寒论》时亦专取精于运气学说的名家张志聪和黄元御之说；承淡安著有《子午流注针法》，又让其女承为奋翻译了日本医家冈本为竹用日语所作的《运气论奥谚解》；章巨膺于1960年发表《宋以来医学流派和五运六气之关系》一文，用五运六气观点解释了各家学说的产生；邹云翔先生强调"不讲五运六气学说，就是不了解祖国医学"等。

龙砂医家重视五运六气的流派特色，在当代医家中尤为突出。国医大师夏桂成为现代龙砂医家的杰出代表，夏老注重五运六气理论在妇科临床的运用，认为"作为中医师中的一员，应遵从古训，学习和掌握运气学说，推导病变，预测疾病，论治未病"。

第二，重视《伤寒论》经方，特别是注重"方—药—人"体质辨识经方和六经理论指导经方的研究与应用。重视经方的传承和运用是龙砂医学流派又一重要的学术特色。宋代许叔微著有《伤寒百证歌》《伤寒发微论》《伤寒九十论》，奠定了其在伤寒学术领域的地位，被后世尊为经方派的代表之一。徐彬曾有"古来伤寒之圣，唯张仲景，其能推尊仲景而发明者，唯许叔微为最"之语。沈金鳌《伤寒六经主症》一书论述六经病提纲的主证主脉，以"标本中气"论述犯禁后的变证及治疗，特色鲜明，后辑入《伤寒论纲目》。王旭高提倡经方类方研究，王氏是程门雪先生生前最为推崇的医家，程氏所著《伤寒论歌诀》一书多处引用王氏观点。柳宝诒主张"寒温统一""六经辨证"。张聿青既承袭经方之方与法，紧扣病机，巧用经方，异病同治，又取经方之法而不泥其方，病症互参，扩大经方的运用范围。

另据《江苏历代医人志》及无锡地方史志记载，明代吕大韶著《伤寒辨证》，清代钱维镛著《伤寒秘笈续集》，高日震著《伤寒要旨》，华文灿著《伤寒五法辨论》，吴廷桂著《伤寒析义》，王殿标著《伤寒拟论》《金匮管窥》，张孝培撰《伤寒论类疏》，这些书都具有较大价值，如清人汪琥评价张孝培《伤寒论类疏》"其注仲景书能独出己见，而不蹈袭诸家之说"，惜乎很多散佚或未刊。

第三，基于肾命理论运用膏方奉生治未病。 运用膏滋方调体养生是以环太湖龙砂文化区为中心的江浙沪地区民俗，《龙砂八家医案》中即有运用膏滋的脉案；《张聿青医案》中撰有"膏方"一卷；柳宝诒撰有《柳致和堂丸散膏丹释义》一书，目前柳氏致和堂的"膏滋药制作技艺"已入选第三批国家级非物质文化遗产扩展项目名录。

龙砂膏方具有"民俗原创、重在养生治未病""培补命门元阳，顺应'冬至一阳生'""注重阴阳互根，阴中求阳""结合五运六气，必先岁气抓先机""注重熬膏技艺，工艺精良"等五大优势特色。已故无锡市龙砂医学流派研究所终身名誉所长、首届国医大师颜德馨曾为龙砂膏方题词"固本清源，一人一方，适时进补，勿违天和"。正宗龙砂膏方，药材道地，炮制得法，用药精准，工艺纯和；成膏锃亮鉴影，油润如玉，柔韧若脂。

为进一步推动龙砂医学流派学术传承，无锡市政府于2013年正式批准成立无锡市龙砂医学流派研究所，国医大师朱良春与颜德馨共同出任终身名誉所长。朱老为研究所成立题词："中华医药，博大精深，流派纷呈，各具优势，锡澄毗邻，钟灵毓秀，龙砂医派，杏苑崛起，经方膏方，五运六气，岐黄万代，懿欤盛哉。"短短48字，凝练了龙砂医学的地域属性、产生的文化土壤以及主要学术特点，阐明了龙砂医学流派的活态传承现状和美好发展前景。

近年来，无锡市龙砂医学流派研究所本着一种责任感、使命感，围绕文献整理、特色技艺、学术推广、人才培养、科普宣传等方面，对龙砂医学进行全面深入系统的挖掘整理，初显成效。无锡市龙砂医学流派研究所一项重点工作就是对龙砂医学的非物质文化遗产特性进行梳理提炼，2014年成功申报无锡市非物质文化遗产项目并获批准，2016年龙砂医学诊疗方法（JS Ⅷ-22）（传统医药类）再次入选江苏省第四批省级非物质文化遗产代表性项目。

龙砂医学的"非遗"属性有一个鲜明的特点就是形成了活态传承，目前龙砂医学流派有顾植山与黄煌两位代表性传承人，他们承前启后，继往开来。顾植山对运气学说多有默运，深入阐发了运气学说中三阴三阳开阖枢、"三年化疫""伏燥论""七损八益"及《伤寒论》中的"六经欲解时"等重要理论，发掘推广了"三因司天方"的临床应用，在国家科技重大专项疫病预测预警课题方面的研究成绩卓著，引起了学界对中医运气学说的重视，并牵头成立了中华中医药学会五运六气研究专家协作组和世界中医药学会联合会五运六气专业委员会，成为当前全国五运六气研究方面的领军人物。

黄煌以经方的方证与药证为研究重点，用现代医学的语言对经方的传统方证进行破译，并结合自己的临床实践与研究，开创性地提出了以"方—病—人"为中心的"方证相应"学说和"方人药人"学说（经方体质学说），并在方证的规范化、客观化上作出了初步的尝试，致力于经方的教学普及推广与国际传播，在南京中医药大学成立了国际经方学院并担任院长，主持全球最大的公益性经方学术网站"经方医学论坛"，享誉海内外。

中医学术流派在中医药这个大框架下形成一源多流，百家争鸣，百花齐放的学术生态。这对于丰富临床诊疗手段、促进中医人才培养都具有重要价值。历代龙砂医家在行医济世的同时，勤于著述，编纂有五运六气、经方、本草、妇科、杂病等著作多部，为后人留下一笔宝贵的财富。

随着龙砂医学研究的深入和影响力逐步扩大，为了进一步做好学术流派的传承，促进中医学术进步，整理锡澄地区医学史料的工作提上了议事日程。2015年底由无锡市龙砂医学流派研究所牵头，经过调研寻访，对锡澄地区医家著作先作初步摸底，经过论证后，决定编写出版一套《龙砂医学丛书》。本套丛书采取一次设计，分步出版，以辑为主，以写为辅的原则，注重史料性，以时代为纲，内容为目，分册编辑，独立成书。

《龙砂医学丛书》拟收录出版的著作有《三因司天方》《运气证治歌诀》《子午流注针法》《素问运气图说》《运气指掌》《伤寒论纲目》《柳致和堂丸散膏丹释义》《龙砂八家医案》《龙砂姜氏医案》《惜余医案》《倚云轩医案医话医论》《沈芊绿医案》《黄氏纪效新书》《女医杂言》《伤寒九十论》《伤寒经解》《伤寒发微》《金匮发微》《经方实验录》《伤寒论新注》《夹阴伤寒》《伤寒阴阳表里传变愈解》《余注伤寒论翼》《温热逢源》《杂病源流犀烛》《妇科玉尺》《保产要旨》《风痨臌膈四大证治》《推拿捷径》《尤氏喉科》《本草简明图说》《本草经解要》《过氏医案》《王旭高医案》《柳选四家医案》《曹颖甫先生医案》《高氏医案》《吴东旸医案》《汪艺香医案》《张聿青医案》《邓星伯医案》《余听鸿医案》《周小农医案》等著作。这些著作初步分为运气、经方、膏方、医案等系列，他们中有很多已经过多次刊刻翻印，流传甚广，也有的是抄本、孤本，由于种种原因被束之高阁，迫切需要抢救性将其整理出版。

《龙砂医学丛书》的整理出版是一个系统工程，颇耗精力，且短时间不易出成果，但对于一门学术的研究，文献整理工作又是一项重要的基础性工作，《龙砂医学丛书》在编撰过程中有幸得到中国中医科学院、南京中医药大学、山东中医药大学、安徽中医药大学、云南中医药大学多位同道的帮助，中国医药科技出版社鼎力支持。书稿既成，又承蒙中国书法家协会原主席、著名书法家沈鹏先生题写书名，中国中医科学院首席研究员陈可冀院士与江苏省中医院夏桂成教授两位国医大师分别赐序勉励，令《龙砂医学丛书》增色很多，更是对我们的鼓励。在此一并表示衷心的感谢！

《孟子》有言："虽有智慧，不如乘势，虽有镃基，不如待时。"习近平强调："中医药学凝聚着深邃的哲学智慧和中华民族几千年的健康养生理念及其实践经验，是中国古代科学的瑰宝，也是打开中华文明宝库的钥匙。深入研究和科学总结中医药学对丰富世界医学事业、推进生命科学研究具有积极意义。"当前，中医药振兴发展迎来天时、地利、人和的大好时机，龙砂医学流派在中医药学的传承创新发展中负有特殊历史使命，我们将倍加努力，不忘初心，继续前行，把龙砂医学继承好、发展好、利用好，以更好地为人民群众健康服务！

由于学术水平有限，书稿整理中难免存在不足之处，希望专家、读者不吝赐教，以期日臻完善。

《龙砂医学丛书》编委会

无锡市龙砂医学流派研究所

校注说明

1. 全书文字繁体竖排，改为简体横排，加现代标点。

2. 因书改横排，原书表示前后文义的方位词"右"径改为"上"。

3. 底本中的异体字、古今字、通假字均改为现代通行字体，酌情出校。典故以及部分专业术语出注释之。对底本中字形属一般笔画之误，如属日、日混淆，己、巳、巳不分者，径改，不出注。

4. 底本若有衍字、脱字、讹字等，据校本加以改正，出校予以说明。底本无误，校本有误，一律不改，亦不出注。底本与校本文字互有出入，而文意皆通，或意可两存者，以底本为准，并出注。

5. 对难字、生僻字加以注音和解释。凡需注释的字词多次出现时，于首见处出注。

6. 药物名称按现代通用之法律正，如"山查"改为"山楂"，"硃砂"改为"朱砂"，"连乔"改为"连翘"，"铃羊"改为"羚羊角"，"牛旁子"改为"牛蒡子"，"射香"改为"麝香"，"瓜娄"改为瓜蒌，"川山甲"改为"穿山甲"，"兔丝子"改为"菟丝子"，等等，不出注。书中如术、芪等单字药名，为保留著作原貌，不作改动。对于有地方处方书写特色的药物名称，保留原貌，如"嫩双钩""上绵芪"，不便于理解者，出注予以说明。

7. 若底本中原有眉批者，加注置于相应位置。

8. 底本引用他书文献，多有删节及改动，故底本与他校本文字不同时，凡不失原意，皆不改动，以保存原书风貌；出入较大时，出注说明之；错讹者，改正之，并出注。

9.原书中有重合内容者，为保持原貌，不予删减。校本有，底本无，存疑内容，无其他校本者，收于附录。

10.对目录与正文标题不一致的，以正文标题为主，参考目录标题。对目录与正文顺序不一致的，以正文为准，重置目录顺序。对目录脱漏正文篇章的，在目录中补上。

11.书中插图以原书插图重新绘制，有图注者，繁体改为简体，阅读顺序仍从右至左，不予改动。

12.各分册中遇到的具体情况，在各册校后记中予以补充说明。

茹　序

名医多称三吴，女医近出吾锡山谈氏。自奉政君暨配太宜人[①]皆善医，宜人传于其孙杨孺人[②]，此《女医杂言》则孺人之手笔也。夫医在丈夫称良甚难，孺人精书审脉，投药辄应，女妇多赖保全，又能为书，以图不朽活人之心，殆过男子。使由是而通《内则》[③]诸书，则壶限以里之事当更有条格，仪节以传后也。太宜人出吾茹，而孺人与予为表弟兄，惟深知故又望之。

　　赐进士第朝列大夫福建布政使司右忝议前奉勅兵备漳南佥事姻生茹銮书

---

① 太宜人：明清时五品官之母或祖母的封号。这里指谈允贤的祖母茹氏。
② 杨孺人：即谈允贤。孺人，明清时为七品官母亲或妻子的封号。谈允贤夫家姓杨，故称杨孺人。
③《内则》：为《礼记》中的一个篇章，主要记载男女居室、事父母舅姑之法，即家庭主要遵循的礼则。

序

妾谈世以儒鸣于锡，自曾大父赠文林郎南京湖广道监察御史府君，赘同里世医黄遇仙所大父封奉政大夫南京刑部郎中府君遂兼以医鸣，既而伯户部主事府君承事府君父莱州郡守进阶亚中大夫府君后先以甲科显，医用弗传。亚中府君先在刑曹，尝迎奉政府君暨大母太宜人茹就养。妾时垂髫，侍侧亚中府君，命歌五七言诗及诵《女教》《孝经》等篇以侑觞。奉政喜曰，女甚聪慧，当不以寻常女红拘，使习吾医可也。妾时能记忆，不知其言之善也。是后读《难经》《脉诀》等书，昼夜不辍，暇则请太宜人讲解大义，顿觉了了无窒碍，是已知其言之善，而未尝有所试也。笄而于归，连得血气等疾，凡医来必先自诊①，视以验其言，药至亦必手自拣择，斟酌可用与否。后生三女一子皆在病中，不以他医用药，但请教太宜人，手自调剂而已，是已有所试，而未知其验也。及太宜人捐养，尽以素所经验方书并治药之具亲以授妾，曰谨识之，吾目瞑矣。妾拜受感泣过哀，因病淹淹七逾月，母恭人②钱私为妾治后事，而妾不知也。昏迷中梦太宜人谓妾曰，汝病不死，方在某书几卷中，依法治之，不日可愈，汝寿七十有三，行当大吾术以济人，宜毋患。妾惊觉，强起检方调治，遂尔全瘳。是已，知

---

① 诊：原作"疹"，据文义改。
② 恭人：用以封赠中散大夫以上至中大夫之妻，高于宜人而低于令人。明清两代，四品官之妻封之。这里指谈允贤的母亲钱氏。

其验矣。相知女流眷属不屑以男治者络绎而来，徃①徃获奇效。倏忽数稔，今妾年已五十，屈指太宜人所命之期，三去其二矣。窃叹人生驹过隙耳，余日知几何哉。谨以平日见授于太宜人及所自得者，撰次数条，名曰《女医杂言》，将以请益大方家。而妾女流不可以外，乃命子濂抄写锓梓以传，庶臆见度说或可为医家万一之助云尔，观者其毋诮让可也。

正德五年岁在庚午春三月既望

归杨②谈允贤述

---

① 徃："往"的异体字。
② 归杨：古代女子出嫁曰归，谈允贤夫家姓杨，故曰"归杨谈允贤"。

目录

吐血咳嗽

一妇人年三十二岁，其夫为牙行[①]，夫故商人，以财为欺，妇性素躁，因与大闹，当即吐血二碗，后兼咳嗽三年不止，服药无效。某先用止血凉血，次用理气煎药，再用补虚丸药。

四生丸出《良方》，去生荷叶，用生地黄、扁柏叶，加黄连、山栀仁、杏仁、贝母各二两

上为末，炼蜜丸如弹子大，薄荷汤，食后嚼化。

八物汤出《拔粹方》加砂仁、陈皮、香附、贝母各一钱。

上每服水二钟、姜三片食远服。

大补阴丸出《丹溪方》 服之遂得全愈。

风湿麻木

客船上一妇人年四十岁，患两手麻木六年不愈。询其病原，云无分春秋、昼夜、风雨、阴晴，日逐把舵，自得疾以来服药[②]无效。某以风湿症治之，灸八穴遂愈。

肩寓[③]二穴　曲池二穴　支沟二穴　列缺二穴

又服除湿苍术汤出《拔粹方》。

---

① 牙行：中国古代和近代市场中为买卖双方说合、介绍交易，并抽取佣金的商行或中间商人。相当于贸易中介、经纪人。汉代称驵、驵侩；汉至隋唐，中间商人获政府给予的垄断权，由此得"牙侩"之名；明代称为"牙行"；近代以后演化为买办。

② 药：原字脱，据文义补。

③ 肩寓：即肩髃穴。

血　淋

一妇人年三十八岁，得患血崩三月不止，转成血淋三年，服药无効[1]。询其故，云家以烧窑为业，夫出自运砖，凡一日运至二更才止，偶因经事，遂成此症。某谓劳碌太过，用补中益气汤_{出《丹溪方》} 加黄芩、香附各一钱，大蓟一钱五分。后服大补阴丸即愈。

此后有患如此疾妇女五六人，服此皆效。

滑　胎

一妇人年二十六七，有胎即堕，凡堕六胎，虽服药不得成。某问其故，其妇性沉怒不发言，火内动之故。遂用紫苏安胎饮_{出《丹溪方》}。

后用於潜白术_{米泔水浸}、鼠尾黄芩_{醋炙}各二两，上为细末，每日空心紫苏汤调下二钱，始得胎安，遂生一女。

疬疮（一）

一女子年一十九岁，患两颈疬疮，灸八穴，遂发脓，溃[2]其根，如灯心之状，其疮即愈。

医风[3]_{二穴}　肩井_{二穴}　天井_{二穴}　肘尖_{二穴}

---

① 効："效"的异体字。
② 溃：原作"殨"，据文义改。
③ 医风：即翳风穴。

丹　毒

一妇人年四十三岁，其夫因无子，取^①一妾带领出外，妇忧忿成疾，两腿火丹大发，又加热甚，其脉大而极，数医者多以忧愁郁结治之，皆不获效。某询其火丹之故，云自为室女时得此症，每遇劳碌忧忿必发，不久而退，惟今三月不瘥。某意谓湿毒。治之，先用防己饮一贴_{出《丹溪方》}，其热速退，又服一贴，火丹亦退太半，又于火丹红点处刺出恶血，又服前药二贴，火丹全退，又用四物汤、二陈汤_{出《局方》}，加砂仁一钱、人参二钱、苍术二钱、香附一钱。

上水二钟、姜三片空心服，调理半月而愈。

缠　腰　疬

一富家女年一十二岁，小腹有块生于丹田，医者误认肚痈，开刀七年脓水不干，至一十八岁，两颈及腰皆生肿块。某细询其原，即缠腰疬也。遂灸一十二穴，其块渐消，悮^②开刀疮口亦愈。

医风二穴　肩井二穴　手三里二穴　内关二穴　间使二穴　天井二穴

又服散肿淡坚汤^③_{出《试效方》}，去昆布、三棱，加金银藤花三钱、青皮一钱。

上水二钟、姜三片煎服。

---

① 取：同"娶"。
② 悮：同"误"。
③ 散肿淡坚汤：《东垣试效方》作"散肿溃坚汤"。

颈生痰核

一妇人年三十二岁，左颈患痰核，与灸二穴，医风_{左一穴} 肩井_{左一穴}。

又服当归连翘汤_{出《袖珍方》} 加二陈汤、苍术二钱、青皮一钱。

上水二钟、姜三片服之。十贴此核遂消。

疮癞

一妇人年二十三岁，患满身疮癞不能举步，痛痒不可忍。某询其居处，所居不蔽风日，产后渐得此疮疾，一年不愈。某谓产后气血未和，乘虚被风抟于皮肤之间，故发此症。付人参败毒散_{出《局方》}加连翘一钱、金银藤花二钱、天麻一钱。

上水二钟、姜三片煎服。

又擦药合掌散_{出《摘玄方》}，十日即愈。

泄泻

一富家妇年三十三岁，患泄泻服药无效。询其故，饮食太过不能尅化，此为脾家久受虚湿所致。用艾火灸五穴，其泻渐止，又服和胃白术丸_{出《摘玄方》}。

上脘一穴　中脘一穴　下脘一穴　天枢二穴

至八月复灸：膏盲二穴，脾腧二穴，大权一穴，三里二穴，遂获全愈。

小儿白泻

一富家女年方八岁，患白泻，医者误为疳泻，一年不愈。细询其故，此女后母所出，某谓爱过必为食伤，用火灸五穴，又服保和丸一料出《摘玄方》，其泻即愈。

上脘二穴　中脘一穴　下脘一穴　食关二穴

疟痢

一妇人年二十一岁，初，受胎六个月，患叠日疟痢将三月。询其故，云偶食鸡面，彼翁姑嗔责遂得此症。先付安胎和气之剂，服之无效。后服二陈汤，加香附一钱，神曲一钱，砂仁一钱，木香三分，苍术一钱，厚朴一钱，柴胡一钱。

服之稍可。得九个月产下死胎，其妇将危，疟痢复作，急与四物汤，加玄胡索一钱，白术二钱，陈皮二钱，神曲炒一钱，黑干姜一钱，香附二钱，砂仁一钱，苍术一钱，厚朴二钱，草果一钱。

服之疟痢稍缓，米饮加进，后又付药六贴，去草果、玄胡索、干姜，加人参一钱，木香三分，茯苓二钱，陈皮一钱。

又服蒙姜黄连丸出《摘玄方》，其病即愈。

翻胃呕吐

一妇人年五十二岁，患翻胃呕吐，每日止饮酒几瓯，如见米粒即呕去。如是者一年，羸瘦太甚，身如死形。遂以火灸五穴：

上脘一穴　中脘一穴　下脘一穴　食关二穴

初上艾火即爆去，比他人甚异，次又速粧艾炷亦就爆去，第三次方得火力。回家吃虾羹一碗，又吃鲜鱼粥一盏即不吐。次日二更复呕尤甚，见有一物，将水盆漾之，天明视之，乃一匾①虫也，长五寸，阔一寸许。后服和胃白术丸一料，饮食渐加，形貌如常，遂获痊安。

荷叶癣风

一妇人年二十三岁，患荷叶癣风，先与防风通圣散出《袖珍方》，后与北桃头、柳头、黄荆、枸杞、椿树、飞盐、生矾、金银花、楝树根、皂角，每晚洗一次。又莒茹散合六神散俱出《摘玄方》，浴后用醋调前药以茄子擦上。如无茄子，用生姜擦两个月即愈。

耳项风

一妇人年一十五岁，患满面耳项风，痒不可当，询其故，昔日产后所得。某谓产后见风太早，气血俱虚，其风乘虚而得于皮肤之间，似马蚁②淫痒不可当。与补中益气汤，加生地一钱，香附二钱，煎服。

又付洗药。

皂角　苍术各四两上水六碗煎成膏，每朝洗面用一匙，又与莒茹散、茄子擦半月而愈。

---

① 匾：同"扁"。

② 马蚁：即蚂蚁。古代将蚂蚁又称作马蚁。清代翟灏《通俗编·禽鱼》："马蚁是蚁之别种，而今以概呼凡蚁，且益虫旁为蚂字，举世相承，不知其非矣。"

瘰疬（二）

一使女年一十五岁，患瘰疬，两颈有三十余肿块，每遇劳碌、夏天，大发寒热，块渐大。某与灸十六穴，肿块遂消，后不再发。隔一年后，曾食河豚毒物，亦不再发。

医风二穴　肩井二穴　肘尖二穴　天井二穴　手三里二穴　间使二穴　内关二穴　绝骨二穴

不　寐

一富家老妇年六十九岁，患气虚痰火，全夜不睡，日中神思倦怠，诸药不效，病及二年。右手寸关二部脉甚洪大，左手心脉大虚。询其病原，乃因夫急症而故，痛极哭伤，遂得此症。某早晨用人参膏出《摘玄方》，日中用煎药八物汤出《丹溪方》，加干山药、酸枣仁各一钱，辰砂五分，蒲黄三分，木通七分，远志一钱。

水二钟、姜三片煎服。

晚用琥珀镇心丸出《丹溪方》，至三更用清气化痰丸出《摘玄方》，不三月其症遂愈，后甚肥壮，寿至八十岁而终。

痿　证

一富家妇年四十五岁，得患痿证①，一年不能起床，闻人声音即虚晕，或大便小便后亦虚晕。两手脉甚细弱，乃气血皆虚，又咳嗽痰中见血。询其故，先因有女身故②，痛极哭伤，不隔半年，其夫变

---

① 痿证：原文为痿症，据现代规范，改为痿证。
② 身故：亡故，去世。

故，又因哭伤加病。其妇性亦躁急。

某先用琼玉膏，加扁柏叶一两，贝母一两。

次用人参六君子汤出《局方》。四物汤加黄连一钱，山栀仁八分，香附一钱。

临睡与朱砂安神丸。治之半月稍愈，三月后遂得起床。

黄　疸

一富家使女年一十八岁，因患伤寒，病起三月后，劳碌大发热，遂成黄疸，即女劳疸。

先用枸杞根一把　捣汁，大酒和服。

又用四苓汤出《局方》加半夏一钱，木通七分，山栀八分，当归一钱，川芎一钱，地黄一钱，芍药一钱，香附一钱，黄芩一钱。

水二钟、姜三片，食后煎服。数贴即愈。

荔枝鼻

一女子年八岁，患荔枝鼻至十五岁，诸药不效。先用搽药方莒茹散，又用煎药出时先生方，姜三片煎服。

又用洗面药出《袖珍方》。

上为粗末，分作十贴，每贴用水三升，煎五七沸，去粗，早晚洗面二次。

又用何首乌丸出《丹溪方》。

何首乌五斤，生地黄一斤，白蜜二斤，大酒匀和，为丸，每日一二次，甘草汤下七十丸。服尽即愈。

隔　气

一妇人年五十六岁，得患隔气半年，诸药不效。某询其故，云因夫贵娶妾，忧忿成疾。又询其曾服何药，医者任用理气之剂，多耗元气，以致神思倦怠，饮食不进。某用生血益元化痰之剂。灸：

上脘一穴　中脘一穴　下脘一穴　食关二穴

服六味地黄丸出《摘玄方》，煎药四物汤兼二陈汤，加白术、香附、枳实各一钱，苍术一钱。

水二钟，姜三片，煎服。二十贴遂获全愈。

产后劳伤

一妇人年二十七岁，得患产后寒热将一年，甚是憔瘦，又兼咳嗽，将危，诸药不效。某以产后劳伤治之。

灸

大椎①一穴　肺腧二穴　膏肓二穴　三里二穴

用调中益气汤十贴出《试效方》，又用和胃白术丸，又与雄黄二两佩之胸前，鼻闻其气则杀劳虫。不一月，其患遂愈。

不　孕

一妇人年三十二岁，生四胎，后十年不生，因无子，甚是忧闷。

---

① 大椎：原作"大推"，据文义改。

某询其故，乃因夫不时宿娼，偶因经事至大闹，乘时，多耗其血，遂成白淋，小腹冷痛。某思《脉诀》云：崩中日久为白带。漏下之时，骨木枯，即子宫虚冷，以致不能成胎。某与灸，暖子宫。又《明堂针灸》云：针则绝产，灸之三遍，令人生产。某取灸：

气海一穴　关元一穴　中极一穴　气冲二穴

服何首乌丸出《丹溪方》　连灸三年，遂产一子。

气血俱虚

一妇人年五十三岁，因经事不调，元气甚弱，得患气血俱虚之症。某复其脉，心经脉甚浮洪，有六止。其妇多劳碌，以致伤心，心乃一身之主，其心火动，经事不期而行，倍加虚弱。某用补虚之剂兼神砂丸，服之略可，不得全除。某意谓此妇即是血气不调，后用归珀丸，又用升提理气煎药服之，即愈，其妇精健如旧。

补中益气汤兼二陈汤，加五味三十粒，香附炒黑，一钱。

又服丸药归珀丸出《摘玄方》。

当归二两，琥珀五钱，香附一斤，童便浸三日，分作四分，一分醋浸，一分酒浸，一分米泔浸，一分盐水浸，各三日，炒，加茯苓二两，泽兰二两。

上为末，醋糊丸，如梧子大，空心盐汤送下，每服百丸。

癥积（一）

一妇人年二十四岁，在室富贵两全，受用甚厚。既嫁，翁姑虽富，严谨悭吝疵，况夫亦年少，不能处事。父母亦游宦。其妇忧愁成疾，结块腹中，三年服药不愈。某询其疾久，非专服药可能除。某就取灸

上脘一穴　中脘一穴　下脘一穴　隆兴二穴

各灸一十四壮。

后服香砂调中汤出《摘玄方》　枳实丸出《丹溪方》　其块自消，遂获全愈。

气　瘰

一妇人年三十岁，得患气瘰之症，晓夜不睡，半年不能起床，诸药无效。某复其脉，似劳碌太过，以致虚损，又因受大气一场，遂成此疾。某用人参六君子汤，又服琼玉膏，渐渐安神得睡。服药两月，遂得全愈。

人参六君子汤，加茯神二钱，柴胡一钱，升麻三分，木香二分，远志一钱，神砂五分，黄连一钱，半夏一钱，香附一钱。

水二钟、姜三片，食远服。

胎自堕

一妇人年三十六岁，生四胎，后三胎将三四个月即堕。其夫因富贵深忧无子，甚欲娶妾。其妇与某商议，无计阻当，忧忿太过，家事颇繁，愈加不能成胎。某意谓劳怒伤情，内火便动，亦能堕胎，遂与四制香附丸，又调经益气汤俱出《摘玄方》，加白茯苓一钱，川芎一钱，香附炒黑，一钱，黄芩酒炒，一钱五分。

半年后有胎，又服安胎末药。

鼠尾黄芩二两，醋炙　白术二两

上为末，每服二钱，紫苏汤下。次年五月，遂生一子。

小儿食积

一女子方年六岁，父母爱甚，不惜饮食，元宵恣意多食糖圆子，约及两个月将死，诸药不效，无计可治。某将追积丸<small>出《摘玄方》</small>，渐渐搨下圆子数十枚，白幕①包裹，仍不曾消。不久其患即愈。

妊娠伤食

一妇人年二十八岁，造酒为生，终日忙甚，失落银挑心一个，一日夜无获，汤水不进，况有胎五个月。其姑怜其为财痛伤受饿，煨米饼二枚，食之一枚，停于中脘一月余，不进米粒，将欲命绝，遂置衾棺。其姑问某，含悲泣诉得患之情，某将追积丸<small>方见前</small>磨辟灌之。少停，追下其积，青黯色米饼未消，患者苏醒，就吃茶汤。又与安胎顺气之剂调理，遂获痊安，后生一女。

癥积（二）

一妇人年四十九岁，腹中生一龟块，在左边，二十七年，如块转动，疼至将死，诸药不效。某与灸：

中脘一穴　　建里二穴　　承满二穴

后服蚶壳丸一升<small>出《摘玄方》</small>，至今十余年不发，其块并不转动。

恶露不尽

一妇人年三十八岁，曾产十胎，后有孕怕生，因服药堕胎，不

---

① 幕：同"膜"。

期恶露去多，将死，服药三月止，存残命。其母九月间去看，将猪肚肺及风菱与食，自此病加。至次年三月，一向诸食不进，略饮米汤，况经事不行，几欲命绝。其母特诉此情。某与调理煎药二贴，二陈汤、四物汤加砂仁、神曲、香附、枳实各一钱，并阿魏丸出《摘玄方》。其母将药回归，举家哀哭，先以煎药一盏，撬开患人口灌之，当得苏醒。又服煎药二十贴、丸药一升，遂得全愈。

读女医杂言

余闻医家之说有曰：宁医十男子，不医一妇人。其所以苦于医。妇人者，非徒内外相隔，亦由性气不同之故也。惟妇人医妇人，则目己之性气，度人之性气，犹兵家所谓目夷攻夷，而无不克者矣。余内之表姊，曰杨孺人谈氏，聪明读书，深达于医，经验既多，爰著《女医杂言》一书，盖将大济乎众，非止仁其一乡一邑而已。若孺人者，奚复有前所言之苦哉？然则是编之作，较之班姬之赋、卫夫人之书与朱淑真之诗，其用心得失，岂不大有可议者耶！

乡进士同邑朱恩题

重刻女医杂言跋

祖姑杨孺人以女医名邑中，寿终九十有六，生平活人不可以数计。余在龆龀，目睹其疗妇人病，应手如脱，不称女中卢扁哉！第余闻：活人众者，其后必昌。孺人之子濂既早亡，孙乔复以株连蔽罪死，爰室祀遂斩焉。岂余闻诸史册者，不足凭乎？为之搤腕者久矣。迩间居多暇，检先世遗泽，得余大父大邑府君手书，有《女医杂言》跋语，余窃谓得是编行世，则孺人之名将藉是不朽，多方构之弗得。有客郭寒江氏持是编授余，曰：闻足下将先人之业是修，请以是书备记室之录。余再拜受命，展卷庄读，皆正德庚午前所识，庚午后，年益高，术益神，乃无复识而传之也者。其信然乎！抑尝识之，而今已覆瓿耶。矧是编，先尝镌诸方板。里中先达，邵文庄公暨茹少泵公辈，素重名义，不侵为许可，题跋中所称述源流治验若指掌，良足为孺人重矣。今此板无有存焉者，伤哉！斩其祀以故，其泽易湮也。余重濡翰而镌勒之，则孺人之所为活人者，不得食报于子孙，尚垂名于世，世为不朽哉。

万历乙酉季春修禊日
侄孙脩百拜敬跋

跋女医杂言

　　杂言若干则，皆吾姊杨孺人所经验者也。孺人聪慧警敏，迥出吾兄弟辈，为祖母茹太宜人所钟爱，饮食动息，必俱所言，莫非医药，孺人能入耳即不忘，书得肯綮。长，复究极诸家秘要，而通融用之，故在在获奇效，乡鄁①女流得疾者，以必延致为喜。晚恐其沦胥而泯，乃著是书于戏。良医之功与良相等，古有是言，以活人之难也。泝而上之，称良相者代不数，称良医者能几何哉！而况于后世乎！况于妇人乎！是书之出，必有识者，顾余芜陋，罔测微奥，且言不足以信，传要不能轻而重之也。虽然，可得轩而轻之耶！敢赘此以俟。

　　　　　　　　　　　　　　　　正德辛未四月朔旦
　　　　　　　　　　　　　　京闱壬子举人劣弟一凤拜书

---

① 鄁：五百里为鄁，又说五百家为鄁。

校后记

《女医杂言》原作者谈允贤，江苏无锡人，明代中期著名女性医家，谈氏与西汉义妁、晋代鲍潜光，宋代张小娘子并称中国古代四大女医。谈氏著有《女医杂言》，书中共31则医案，涉及内、外、妇、儿四大科，是中国现存最早的个人医案之一，也是最早的一部女性医家个人专著，对后世学者研究医案沿革和女医群体具有重要意义。

本次整理对《女医杂言》三十一则医案、序、跋等全书内容进行了点校。现将本次整理中的有关问题进行如下说明。

（一）据《中国中医古籍总目》，谈允贤所撰《女医杂言》仅存孤本明万历十三年乙酉（1585）锡山纯敬堂刻本，现藏于中国中医科学院图书馆，保存较好，卷帙完整，序跋齐全，字迹清楚。

（二）采用现代标点方法，对原书进行标点。将原书中繁体字竖排改为规范简体字横排。原书中"右"字用以代表前文者，改为"上"字。

（三）原书中一般笔画之误，如"已""巳"不分等，予以径改，不出校。

（四）原书中药名用字一律改为现行通用药名用字，如"黄莲"改为"黄连"，"匾柏叶"改为"扁柏叶"。

（五）原书误字、脱字，据原文义改补，予以出校。

（六）原书三十一则医案本五篇题，为方便读者查阅，根据各医案病证内容设立篇题。

一、谈允贤生平概况

关于谈允贤的生卒年，可根据《女医杂言》的序及跋做出界定。其生年，据其自序云"倏忽数稔，今妾已五十，屈指太宜人所命之期，三去其二矣"，而自序落款"正德五年岁在庚午春三月既望，归杨谈允贤述"。也就是明武宗正德五年，即公元 1510 年，谈允贤时年 50 岁（古人以虚岁记年龄），由此推知谈允贤应生于 1461 年，即明英宗天顺五年。

关于谈氏的卒年，据谈允贤侄孙谈修为《女医杂言》题跋中所言"祖姑杨孺人以女医名邑中，寿终九十有六，生平活人不可数计"，可知谈允贤享年 96 岁，应卒于公元 1556 年，即明世宗嘉靖三十五年。

谈允贤出生于官宦与儒医结合的书香之家，谈氏其曾祖父、祖父兼以医鸣，后因其父亲和伯父入仕为官，谈家后世便不在以行医为业。但谈允贤从小聪慧过人，在其祖父祖母身侧长大，深得老人的喜爱，连允贤之弟谈一凤都感叹："孺人聪慧警敏，迥除吾兄弟辈，为祖母茹太宜人所钟爱"。祖父母都擅长医学，他们认为，若允贤只学习寻常女红，恐浪费其天赋之资，便让小允贤跟随他们学医。自此谈允贤醉心于《难经》《脉诀》等医书，通宵达旦诵读，且能过目不忘，闲暇之时就请教祖母茹氏讲解大义，允贤总能一点即通，由此掌握了不少医理，但此时尚未有机会临床实践。

到了及笄之年，允贤出嫁后接连得患血气病，每次医生看病前，允贤都先自我诊查，观察医生所开的药方是否符合自己对病证的诊断。并且亲自抓药，斟酌这些药是否对证。后来允贤生育的三女一子，一旦患病，允贤便不再求助他医，而是在其祖母茹氏的提点下，亲自辨证施治，开方抓药。此时，谈允贤已初涉中医临证之路，但还没有明显的收效，其医技有待进一步验证。

后来祖母茹氏阳寿将尽，临终前将生前临证的经验方书和治药诊疗器具都传授给了谈允贤，叮嘱允贤严谨治学，识记这些医书，方才瞑目。祖母亦是恩师，允贤因其去世悲哀太过而病倒，病情之重，迁延七月不见好转，允贤之母钱氏甚至暗自为允贤准备后事。而后，允贤在弥留之际，梦见祖母鼓励她："汝病不死，方在某书几卷中，依法治之，不日可愈，汝寿七十有三，行当大吾术以济人，宜毋患"。谈允贤如梦初醒，强撑病躯从祖母所赠医书中搜寻自救之法调治之，病情逐渐痊愈。大病初愈后的谈允贤，终于体会到所学医道的良效，不忘祖母的嘱托，将祖辈的医学发扬光大，救死扶伤，普济含灵。谈允贤自愈沉疴的消息不胫而走，当时的女病人因"男女有别"的封建礼教不便求诊于男性医生，便纷纷寻求谈允贤的帮助，"乡郦女流得疾者，以必延致为喜"。而谈允贤医术精湛，屡获奇效，自此踏上了行医之路。

二、无锡世医之家谈氏

谈允贤出生于明代无锡地区的世医之家，如其自序云"妾谈世以儒鸣于锡"，至今无锡市仍有"半城风雨半城谈"的美誉。明代妇女社会地位低下，但由于江南地区商品经济发达，引发价值观的改变，女性的文化教育更受重视，女性地位相对较高。尤其是无锡，自古为民族工商业的发祥地，经济尤为发达，这也为生于斯长于斯的江南女子谈允贤，能够接受系统的医学教育，有机会实践医疗事业，提供了更宽容的社会环境。

关于谈允贤其家族脉络，可从《女医杂言》的序、茹序、文后所附"重读《女医杂言》"及两篇跋中窥探一二。从其自序可知，谈氏医学始于允贤曾祖父入赘同乡、世代行医的黄遇仙家后习得，允贤曾祖父、祖父都以医为业，而允贤父亲及伯父皆高中进士后弃医从官。允贤嫁于一杨姓七品官员，婚后生有三女一子，其子名濂。而其自序前有"茹序"为其表弟兄茹銮所撰。正文后附有一篇"读《女医杂言》"，由允贤表弟朱恩所著。文后又有"《女医杂言》跋"，为允贤胞弟谈一凤所题。而"重刻《女医杂言》跋"为允贤侄孙谈修所题。

从这些《女医杂言》的附文中，可浅探谈氏家族脉络及社会关系，但也存在许多未解之谜，如允贤父辈名讳为何？允贤曾祖父既入赘黄家，为何后世姓谈不姓黄？允贤是否还有其他兄弟姐妹？等等。笔者在查阅文献解疑过程中，在郑金生教授的论文《明代女医谈允贤及其医案＜女医杂言＞》中发现了《无锡金匮县志》这一线索，并得知允贤其父与祖父、伯父名讳，但其他疑团仍存。笔者偶然间在《无锡日报》记者史春阳先生的一篇报道中得知《谈氏宗谱》，这一尚未公之于世的文献，现由谈氏后人所保存，文献中记录谈允贤的家族脉络，于是笔者前往无锡，在无锡文化界诸位老师的帮助下走访无锡市图书馆、无锡市碑刻纪念馆及谈氏故居等地，幸睹第一手资料，厘清谈氏家族的沿革。

（一）谈氏先祖

谈信，锡山谈氏始祖，号寿斋，南宋汴梁人，翰林院博士，随宋高宗南渡，定居于锡山戴墓巷（今无锡小娄巷）后，其五子分五房，从长及幼分别为：谈宏甫、谈国器、谈恢、谈言四、谈和甫。谈允贤则为三房后人。

谈氏先祖的信息记于《谈氏宗谱》，现由谈氏三房后人谈景清所珍存。因笔者拜访时，谈老先生已有九十有余高龄，恐打扰老人修养，笔者便于其子、无锡第三高级中学的谈干上老师处有幸查阅了五册《谈氏宗谱》。

谈绍，锡山谈氏三房六世孙，允贤曾祖父，字继宗，号乐善，根据《女医杂言》序云："自曾大父赠文林郎南京湖广监察御史府君，赘同里世医黄遇仙所"，"曾大父"即"曾祖父"。据无锡地方志办的都有满老师解惑："赠"即追封，是古代朝廷对功臣的先人死后追封爵位官职，谈绍因子孙以官显达而被追封为"文林郎南京湖广监察御史"，而"府君"为后世子孙对先辈的尊称。

而谈绍即"赘同里世医黄遇仙所"，为何后世不改姓？在无锡市图书馆历史文献中心朱刚副主任的帮助下，于《谈氏宗谱》"乐善公传"找到了答案："公讳绍，字继宗，号乐善，三岁而孤，祖母孙氏抚而成立，里中黄叔祯妻朱氏，抚孤守节为赘婿。公为经纪其家，待其子长，悉还其财，独引黄安人归。"原来谈绍父母早亡，被同乡的黄叔祯之妻朱氏所抚养，因黄叔祯即黄遇仙亡故，朱氏后将谈绍招为上门女婿，谈绍为报养育之恩，帮黄家打点家业，直至朱氏之子长大成人，谈绍便黄家业悉数交于其子，然后带着妻子黄安人归于谈家。"安人"为明清时六品官之妻的封号。于是，谈绍及其后世便还宗于谈。谈绍有三子：谈复、谈谦、谈泰。

谈复，谈绍长子，允贤祖父，字震亨，号采芝。《女医杂言》序云"大父（封奉政大夫、南京刑部郎中府君）遂兼以医鸣"，在《谈氏宗谱》中亦有采芝公传"公讳复，字震亨，号采芝，喜览古今，书通阴阳地理，尤精于医，奇效无算，恒施药活人……（公）著有医方行世，公传载于无锡县志"，可见谈复继承其父谈绍的医业，并能发扬光大，济世活人，著书行世。笔者在无锡吴文化研究会陈振康教授的帮助下，查阅到《光绪无锡金匮县志》中谈氏族人的踪迹，其中记载谈复："以医药济人，衣食常不给。而所得悉施贫者。子经纲皆贵，复也高寿"。寥寥数字，将谈复的医者仁心载入史册。

《女医杂言》序又云："亚中府君先在刑曹，尝迎奉政府君暨大母太宜人茹就养。妾时垂髫待侧，亚中府君命歌五七言诗，及诵女教、孝经等篇以情篇。奉政喜曰：女甚聪慧，当不以寻常女红拘，使习吾医可也。妾时能记忆，不知其言之善也"，可见允贤的医学启蒙老师为其祖父及祖母茹氏，而谈复之字与朱丹溪之名相同，允贤治医又有丹溪之风，可谓巧合。

祖父谈复为发掘谈允贤的医学之材的伯乐，这在"女子无才便是德"的封建社会难能可贵，究其历史背景因素，或许与明代中晚期，江南吴地经济发展促进思想文化的解放有关。而谈允贤的天赋不仅有祖父的赏识，其成就也得到了族人和乡里的肯定，表弟茹銮称其"不朽活人之心，殆过男子"，胞弟一凤称其"聪慧警敏，迥除吾兄弟辈"，侄孙谈修更称其为"女中卢扁"。

宗谱载谈复有四子：谈经、谈纬、谈纲、谈纲。

（二）谈允贤父兄

谈经，谈复长子，允贤伯父，字天章，号昧淡，官至户部主事，在《谈氏宗谱》也有其传记"昧淡公传"。据《女医杂言》序云："伯（户部主事府君、承事府君），父（莱州郡守进阶亚中大夫府君），后先以甲科显，医用弗传"，可知允贤父亲及伯父皆金榜题名后入朝为官，县志"选举"篇记载谈复为"天顺四年庚辰科殿试王一夔榜"进士。

谈纲，谈复三子，允贤之父，字宪章，号秋云，官至莱州郡守。县志"宦望"载谈纲为"成化五年进士。授南京刑部主持。善折狱，出守广信属邑永丰。有警纲，筹其久远利害，条上十事，巡抚用之，大为民便。移莱州引疾归"，而《谈氏宗谱》"秋云公传"则记载了谈纲任南京刑部贵州司主司期间，曾判一案"有寡妇死，而邻以自缢告者，公验之头臂有伤，乃穷诘其由，知其塾师钟姓者，谋财杀之"。此案颇具传奇色彩，也体现了谈纲虽弃医从官，但医学基础也为其能在刑部断案如神发挥了一定的作用。

谈纲文采斐然、著作颇丰，对易理颇有研究，其所著《读易愚虑》《易考图义》《卜筮节要》《易义杂言》《易指考辨》篇目被记载于《明史》，而易理与中医也密不可分。在谈氏四房后人、无锡碑刻陈列馆谈福兴馆长的帮助下，于明永乐十八年"无锡县儒学新建进士题名记"碑上也发现谈纲的踪迹。

宗谱记谈纲有二子一女：谈一凤，谈一麟，谈允贤。并在谈纲的系录中记载"女一，允贤适杨，著有《女医杂言》行世，见《谈氏文献录》"。在古代宗族旌表制度下，女性地位低下，女性后人不可挂于宗谱系表，即使有部分女性出现在系录中，也只是一个数字，允贤之名能破例记于宗谱之中，并留有事迹，足见其对家族功勋卓著，谈氏后人以其为傲。

谈一麟，谈纲长子，谈允贤弟兄，字文祥，号爱云，官至南京东城兵马指挥，县志记其曾任汉州知州。一麟与允贤长幼之序未知，宗谱有其"爱云公传"。

谈一凤，谈纲次子，允贤、一麟之弟，字文瑞，号鹤林，官至桂林府学训导。鹤林取闲云野鹤之意，一凤生性爽朗，宗谱有其"鹤林公传"。"《女医杂言》跋"为一凤所题，一凤云："良医之功与良相等，古有是言，以活人之难也。溯而上之，称良相者代不数，称良医者能几何哉！而况于后世乎！况于妇人乎！"对其长姊的尊崇之心溢于言表。谈一凤有三子：谈恺、谈悌、谈惜。

（三）谈氏后人

谈恺，谈一凤之长子，允贤之侄，字守教，号十山，官至都御史。因平版少数民族起义功拜兵部侍郎，史称"谈恺镇瑶"，著有《前后平粤录》《虔台续志》载于《明史·艺文志》。

谈志伊，谈恺之子，谈一凤之孙，允贤侄孙，字思重，号学山。画家、收藏家，家富资财，黄公望《富春山居图卷》即其所藏。

谈修，谈悌之子，谈一凤之孙，允贤侄孙，字思永，号信余。谈修在其所题"重刻《女医杂言》跋"中云："孺人之子濂既早亡，孙乔复以株连蔽罪死，爰室祀遂斩焉。岂余闻诸史册者，不足凭乎？为之搤腕者久矣。迩间居多暇，检先世遗择，得余大父大邑府君手书，有《女医杂言》跋语，余窃谓得是编行世，则孺人之名藉是不朽，多方构之弗得。有客郭寒江氏持是编授余曰：闻足下将先人之业是修，请以是书备记室之录……斩其祀以故，其泽易湮也。余重濡瀚而镌勒之，则孺人之所为活人者，不得食报于子孙，尚垂名于世，世为不朽哉"，宗谱"信余公传"云其："甫十龄能以诵读知家政……祖宗祠墓竭力整葺，祭祀必诚，待师必敬，至老不倦，年十九补邑廪生，博学通经，思立言，以垂不朽，拥书万卷，手不停披，故著述甚富……著有《县学记》《惠山古今考》(见《明史·艺文志》)《谈氏文献录》后之修志者宗焉。"正因谈修重视祖宗之业，竭力寻回祖姑之卷并重编行世，才使《女医杂言》不至散佚，允贤之名不至没于历史洪流，今人方有幸一睹大明女医之风采。

谈氏后世子孙人才辈出，今散居江浙等地，后人多活跃于金融、教育、文化等诸多领域。

（四）其他亲属

谈允贤夫家及直系后代可见于《女医杂言》自序："生三女一子皆在病中……乃命子濂抄写镂梓以传"，自序落款"归杨谈允贤述"，古代女子出嫁曰归，所以允贤所嫁之人应姓杨，婚后生有三女一子，其子姓杨单名濂。又谈修题跋："孺人之子濂既早亡，孙乔复以株连蔽罪死"，孺人为明清七品官母亲或妻子的封号，可见允贤所嫁杨姓男子为当朝七品官员，其名不详。其孙即杨濂之子，名杨乔，而其子英年早逝，其孙因连坐罪株决，自此允贤直系男性后代皆殁。至于杨乔所犯何罪，无锡日报记者殷星欢称，或可通过整理明万历至嘉靖年间的重大案件找到线索，笔者查阅县志、《明史》等史料尚未发现蛛丝马迹。

允贤生母为王氏，继母为钱氏，线索出于《女医杂言·序》及宗谱。序云："(允贤)因病淹淹七逾月，母恭人钱私为妾治后事"，可见允贤之母姓钱，名不详，恭人则为明清时期四品官之妻的封号。而据宗谱则记载谈纲原配姓王，钱氏为继娶，允贤、一麟为王氏所出，一凤为钱氏所出。

祖母茹氏于允贤亦亲亦师，也是允贤行医之路上的指明灯。如《女医杂言·序》云："亚中府君先在刑曹，尝迎奉政府君暨大母太宜人茹就养……读《难经》《脉诀》等书，昼夜不辍。暇则请太宜人讲解大义，顿觉了了无窒碍……后生三女一子皆在病中，不以他医用药，但请教太宜人，手自调剂而已……及太宜人捐养，尽以素所经验方书并治药之具亲以授妾，曰谨识之，吾目瞑矣。妾拜受感泣过哀，因病淹淹七逾月……昏迷中梦太宜人谓妾曰：汝病不死，方在某书几卷中，依法治之，不日可愈，汝寿七十有三，行当大吾术以济人，宜毋患……谨以平日见授于太宜人及所自得者，撰次数条，名曰《女医杂言》"，又茹序云"自奉政君暨配太宜人皆善医，宜人传于其孙杨孺人"，谈一凤题跋云"孺人聪慧警敏，迥除吾兄弟辈，为祖母茹太宜人所钟爱，饮食动息，必俱所言"。可见茹氏在允贤学医之时为其传道授业解惑，临终之际，茹氏将平生所学所悟所用倾数授予允贤，而在允贤性命危浅茹氏的嘱托使允贤重获新生，允贤秉承茹氏之志，济世救人，著书行世，为中医发展添砖加瓦。

　　茹銮，允贤表弟，《女医杂言·茹序》为茹銮所书，其落款为"赐进士第朝列大夫福建布政使司右佥议前奉勅兵备漳南佥事姻生，茹銮书"。笔者翻阅县志，寻至"茹銮，字世和"，曾任唐县知县。明代名臣王鏊与茹銮交好，曾作七言诗《送茹銮知唐县》："南省曾看驱笔阵，中山坐见播风谣。万家赤县仍为冀，千古青山尚记尧。蟋蟀诗中怀旧俗，桑麻影里布新条。国朝循吏今谁是，青史无令久寂寥。"

　　祖母茹氏善医，表弟茹銮高中进士，茹氏也是无锡当地的一个大家族，朱刚老师表示在其查阅明代文献时多次发现无锡茹氏行医的记载。据《无锡文库》记载，无锡茹氏始祖也于南宋时期迁至无锡，至明代早期及中期，茹氏家族逐渐发展为医学世家，族人茹海曾任御医，族人茹文中以医名世而得明英宗召见。但资料有限，目前尚无直接证据证明允贤祖母茹氏为无锡世医茹氏之族人。

（五）家族社会关系

邵宝，字国贤，号泉斋，别号二泉，谥文庄，江苏无锡人，明代著名学者，成化甲庚年进士。官至户部郎中、江西提学副使。谈修题跋有云"里中先达，邵文庄公暨茹少丞公辈，素重名义，不侵为许可，题跋中所述源流治验若指掌，良足为孺人重矣。今此板无有存焉者"，邵文庄公即名标青史的邵宝，绍宝曾为谈纲撰墓志，为谈信先像图题赞，载于《谈氏宗谱》。

茹少丞公其人不详，笔者查阅县志，发现茹銮与邵宝为同一年乡试，且邵宝著《容春堂全集·燕寿记》有云："遂留燕焉，时日将夕矣，陪席者茹参议世和"，茹世和即茹銮，可见茹銮于邵宝私交甚密，茹少丞公或为茹銮。邵、茹二位文化名流与谈家交好，亲为《女医杂言》题跋，可惜已散佚。

（六）谈氏故居

谈氏家族故居位于无锡戴墓巷，清康熙年间更名小娄巷，今无锡市崇安区小娄巷15-17号。谈氏后人后与无锡秦氏联姻，现谈氏故居由秦氏后人所居住。小娄巷先后入住谈秦两大家族，自古以来谈秦世家人才辈出。小娄巷历史悠久，文化内涵丰厚，至今尚有不少明清建筑遗存，始建于南宋的"谈氏宗祠"就位于巷内，是无锡地区历史最悠久的"祠堂"，距今已有872年。小娄巷具有较大的文化价值和文物价值，但近年来因无锡市城市建设，小娄巷险遭改建，在谈景清老人等六位谈秦后人的奔走呼吁下才免遭拆毁。

可见，谈氏医学始于谈允贤的曾祖父谈绍，谈绍则师承其岳父黄遇仙。谈绍将医术传于其子即允贤祖父谈复。因子皆入朝为官，谈复便将医术传于孙女允贤。后允贤子孙早殁，谈氏医学弗传。

三、《女医杂言》成书始末

谈允贤通融诸家，医术精湛，闻名乡里，一生所救妇孺无数。

因为祖母预言谈允贤寿命七十有三，在允贤五十岁时，感叹岁月如梭，不知余日几何，想起祖母"大吾术以济人"的嘱托，为将一生所悟医道与临证治验不止惠及乡里，也能泽被后世，于是撰写了《女医杂言》。因为古代社会男尊女卑，女性不可抛头露面，谈允贤便命其子杨濂代为手书，于明正德五年（公元1510年）三月份定初稿，后由其弟谈一凤题跋付梓以传。

虽然谈允贤一生活人无数，功德无量自有松柏之寿，却不能庇荫后人，其子杨濂英年早逝，其孙杨乔获罪株连，自此允贤后继无直系男丁，《女医杂言》早期版本几近散佚。幸得其侄孙谈修有心，感其祖姑为"女中卢扁"，理应流芳百世名垂千古，于是多方寻求，终于郭寒江氏处获得谈氏遗著，方于明万历乙酉年春由锡山纯敬堂重刻出版。万历版《女医杂言》仅存谈氏纯敬堂刊《谈氏文献录》本，系海内孤本，后由医史界前辈范行准先生捐归中国中医科学院图书馆。范老称《女医杂言》可能为现存最早的个人医案，较早的《徐王八代医案》已经亡佚，《丹溪医案》非本人所著亦非本人亲述，而同时期的汪机所著《石山医案》于明嘉靖辛卯年（公元1531年）付梓，也稍晚于《女医杂言》。

《女医杂言》共收录31则医案，再加上正文前的序、茹序、自序，及正文后的"读《女医杂言》"《女医杂言》跋""重刻《女医杂言》跋"，共6400余字。31则医案患者皆为女性，涉及内外妇儿四大科。其中内科有吐血咳嗽、风湿麻木、血淋、不寐、痿证、气瘘、黄疸、隔气、泄泻、翻胃呕吐、癥积（两则）共12则医案；外科有缠腰疬、瘰疬（两则）、颈生痰核、丹毒、癞疮、荷叶癣风、耳项风、荔枝鼻共9则医案；妇科有气血俱虚、不孕、滑胎、胎自堕、妊娠伤食、疟痢、产后劳伤、恶露不尽共8则医案；儿科有白泻、食积2则医案。

这31则医案不仅记录了谈氏在临证中望闻问切、辨证施治的过程，并解释了其处方用药的治疗原则，也记录了谈氏的一些心得体会，如产后癫疮及耳项风者，可由"产后气血未和，乘虚被风抟于皮肤之间"所致；如隔气者，若误用理气，则"多耗元气，以致神思倦怠，饮食不进"，治宜生血益元化痰等。再者，这些医案不仅记述了31位女性患者的基本病情，以及预后转归，也展现了这些女性的家庭背景和市井生活，谈允贤将这些女性所承受的生活压力和被压抑的情志都铭记于心，并总结为病因一一记录下来，提示后世医家，古代女性的疾病与她们的社会地位和所处的历史文化背景有着千丝万缕的联系。可见，《女医杂言》不仅是一部医疗诊籍，展现了谈允贤的高超医术，也是一副反映明代不同阶层女性日常生活的画卷。

包括"安胎末药"，在内《女医杂言》共收载医方41首。其中四生丸出自《妇人大全良方》（即《良方》）；除湿苍术汤、八物汤出自《济生拔粹方》（即《拔萃方》）；散肿溃坚汤、调中益气汤出自《东垣试效方》（即《试效方》），归翘汤、防风通圣散、洗面药3首出自《袖珍方》；二陈汤、四苓汤、人参六君子汤、人参败毒散4首出自《太平惠民和剂局方》（即《局方》）；大补阴丸、补中益气汤、八物汤、琥珀镇心丸、枳实丸、何首乌丸、紫苏安胎饮7首出自《丹溪方》；人参膏、清气化痰丸、归珀丸、和胃白术丸、六味地黄丸、香砂调中汤、蚶壳丸、合掌散、六神散、莒茹散、调经益气汤、蒙黄姜连丸、追积丸、阿魏丸、保和丸共15首出自《摘玄方》，6首不详。其中"八物汤"出现两次，所记出处不同，"不寐"案中的八物汤出自《丹溪方》，而"吐血咳嗽"案中的八物汤则出自《拔粹方》。除收录方药外，《女医杂言》有13则医案使用了灸法。并在"不孕"案中引用了两处医论，王叔和《脉诀》"崩中日久为白带。漏下之时骨木枯"，及《明堂针灸》"针则绝产，灸之三遍，令人生产"。

由此可见，谈允贤习医能学贯诸家，行医能博采众长、药灸并施、药到病除，精书审脉，问诊时能体察病妇疾苦，且不忘著书传世，如其表弟茹蛮所言有"不朽活人之心，殆过男子"，可谓"女中卢扁"。

四、《女医杂言》与龙砂医学

谈氏博关经典，在《女医杂言》31则医案中，所选医方、所述医论，来自多部医家专著。其中，与谈允贤同处江南之地的元代医家朱丹溪，对谈氏医学影响较大。谈允贤临证上善治气血痰湿热之郁，善用补益气血之品，体现了其对朱丹溪六郁论、滋阴论学术思想的发扬。

另者，发源于江苏江阴地区的龙砂医学，其学术思想，也与谈氏医学有许多相通之处。龙砂医学是由元代著名医家陆文圭开创，发源于江苏省江阴龙山、砂山地区，经后代江南一带的医家不断发展，其内容日益丰富，形成了具有理论特色的中医学术流派，在江南地区乃至全国都具有影响力。

（一）善用运气

龙砂医学流派的特色是善于运用《黄帝内经》的运气学说，和《伤寒》的六经经方来治疗疾病。"天地以五行更迭衰旺而成四时，人之五脏六腑亦应之而衰旺"，运气即五运六气，指机体正气随着时运的变化而变化。龙砂医派的代表医家吴达曾云："证之变化，随岁时而转旋。"

谈氏也善于顺应五运六气之盛衰来治疗疾病。一年之中、一月之内、昼夜之间，皆有虚时，善养生者，必不犯此三者之虚，在《女医杂言》"不寐"案中，谈氏就顺应一日之中阳气的盛衰变化，令患者在不同的时段服用不同的方药。

（二）长于灸法

谈氏在临证上擅长针灸，《女医杂言》中有十三则医案使用了灸法，均见奇效。如在翻胃呕吐、隔气、泄泻、癥积、小儿白泻等案中，谈氏使用灸法温胃行气；在缠腰疡、疬疮、颈生痰核、风湿麻木等案中，运用灸法疏风活血；在不孕、产后劳伤案中，运用灸法温经散寒、回阳固脱。并在"不孕"案中引用医论《明堂针灸》"针则绝产，灸之三遍，令人生产"。

　　龙砂医学的著名医家承淡安也擅长针灸。承淡安（1899～1957年），江阴华士镇人，从小随父学医习针灸，苦读《灵枢》《针灸甲乙经》等针灸典籍，钻研针灸医理。承氏重视针灸的子午流注法，即顺应十二经脉随十二时辰的变化而施针取穴。这也体现了龙砂医学对五运六气的运用。承氏于1982年在苏州、无锡等地开办针灸教育研究机构，桃李天下。承氏著有《中国针灸学》《铜人经穴图考》《子午流注针法》《针灸菁华》等针灸学著作，为中医针灸学的发展做出了重要贡献。

　　由此可见，谈允贤习医能学贯诸家，行医能博采众长、药灸并施、药到病除，精书审脉，问诊时能体察病妇疾苦，且不忘著书传世，其医学思想也对后世产生了重要影响。谈允贤为中国医学史史上少有的著书立说的女性医家，其所撰《女医杂言》是中国较早的医案专著之一，也是现存唯一一部患者皆为女性的专科医案，具有极大的学术价值和临床实用价值。

校注者

2018年12月